AF468876

LES

BOUFFÉES DE CHALEUR

DE

LA MÉNOPAUSE OPÉRATOIRE

PAR

Le Docteur Édouard LÉVY

DE LA FACULTÉ DE PARIS
ANCIEN INTERNE A L'HOPITAL DE ROTHSCHILD
DOCTEUR DE LA FACULTÉ DE STRASBOURG

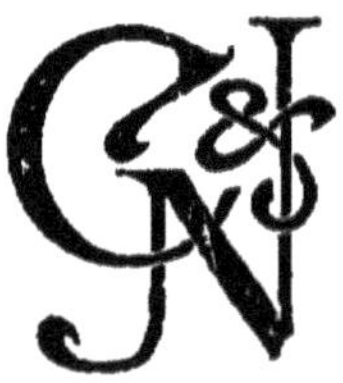

PARIS

GEORGES CARRÉ ET C. NAUD, ÉDITEURS

3, RUE RACINE, 3

1900

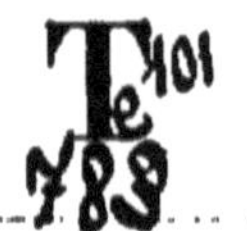

LES
BOUFFÉES DE CHALEUR
DE
LA MÉNOPAUSE OPÉRATOIRE

PAR

Le Docteur Édouard LÉVY
DE LA FACULTÉ DE PARIS
ANCIEN INTERNE A L'HOPITAL DE ROTHSCHILD
DOCTEUR DE LA FACULTÉ DE STRASBOURG

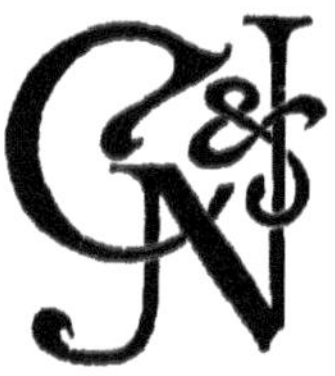

PARIS
GEORGES CARRÉ ET C. NAUD, ÉDITEURS
3, RUE RACINE, 3

1900

A MES PARENTS

A M. LE DOCTEUR WEILL

MÉDECIN EN CHEF DE L'HÔPITAL DE ROTHSCHILD
MÉDECIN DE LA COMPAGNIE DU NORD
CHEVALIER DE LA LÉGION D'HONNEUR

Hommage de profonde gratitude.

A MON PRÉSIDENT DE THÈSE

M. LE PROFESSEUR PINARD

MEMBRE DE L'ACADÉMIE DE MÉDECINE
CHEVALIER DE LA LÉGION D'HONNEUR

AVANT-PROPOS

Dès le début du traitement opothérapique, appliqué aux manifestations de la ménopause, nous avons été frappé du fait, que la découverte de ce nouvel agent thérapeutique avait fait davantage pour la connaissance des malaises qui accompagnent le retour d'âge que toutes les recherches antérieures. Malgré cet élan d'investigations nouvelles tous les points sont loin d'être élucidés.

Parmi les troubles, subis aussi régulièrement par les femmes, chez lesquelles une opération a établi le retour d'âge que chez celles qui y arrivent normalement, il est un syndrome surtout, désigné sous le nom de bouffées de chaleur, ou de vapeurs, qui nous a particulièrement intéressé. Ce n'est pas son danger, exceptionnel, qui a attiré notre attention, ni la difficulté de le combattre, nulle à présent. Mais l'allure caractéristique qu'il conserve dans sa gamme depuis l'anodin jusqu'aux degrés graves nous a semblé être digne d'une étude particulière, négligée jusqu'aujourd'hui.

Une autre raison nous attachait à ce sujet. Le traitement opothérapique agissant d'une façon presque exclusive sur les bouffées de chaleur, sans modifier les autres troubles qui accompagnent la ménopause, tels que l'engraissement général, la venue de poils au menton, la transformation de la voix, nous avons osé déduire de ce fait, avec l'appui d'autres données, une conclusion qui, jusqu'ici, a passé inaperçue.

Si notre travail, et, en particulier, le chapitre de la description clinique se rapporte principalement à la ménopause provoquée par une intervention opératoire, c'est que, la base de l'affection étant dans ce cas plus matérielle, plus scientifique, les réflexions que le trouble suggérait, gagnaient en précision et en certitude. Mais il est évident que les bouffées de chaleur de la ménopause naturelle ont avec les vapeurs de la ménopause artificielle une communauté d'origine et de phénomènes qui les rend indivisibles. Nous n'avons pas cru transgresser les limites scientifiques en corroborant, par les observations de l'une, des faits acquis par l'étude de l'autre affection.

Les observations que nous publions ont été recueillies par nous dans le service de M. le Dr Weill à l'hôpital de Rothschild, sauf deux, prises par nous à l'hôpital Broca, dans le service du Pr Pozzi, avec l'aimable autorisation de M. le Dr Jayle.

Avant d'aborder notre sujet, qu'il nous soit permis d'adresser à notre excellent maître, M. le Dr Weill, du fond de notre cœur l'expression de notre éternelle reconnaissance, pour nous avoir admis à l'honneur d'être son élève. Ce sont ses seuls conseils, son exemple, sa clairvoyante expérience, sa sagacité clinique qui nous ont formé et qui nous ont pénétré des préceptes de l'École française, pendant que nous nous préparions à obtenir l'équivalence du diplôme alsacien acquis dans notre pays. Nous n'oublierons jamais les marques constantes de bonté qu'il a bien voulu nous témoigner pendant que nous avons eu le privilège d'être son interne, jamais nous ne perdrons le souvenir de tout ce que nous lui devons.

Nous remercions infiniment M. le Pr Brouardel, dont la bienveillance et les conseils ont contribué puissamment à aplanir les difficultés opposées à la transformation des études faites précédemment dans notre pays.

Que M. le Pr Pinard veuille bien agréer tous nos remerciements pour l'honneur qu'il nous a fait en acceptant la présidence de notre thèse.

INTRODUCTION

Nous avons divisé cette étude sur les bouffées de chaleur de la ménopause opératoire en dix chapitres, comprenant :

I. L'historique de cette maladie.

II. Son étude clinique, que nous avons scindée de la manière suivante :

A. L'accès, dont les retours forment la maladie.

1. La description de l'accès, qui se décompose en :

a. L'aura qui le précède.

b. La congestion.

c. Les sueurs qui le terminent.

2. La durée de l'accès.

3. La fréquence de l'accès.

4. Le moment d'irruption choisi par l'accès.

B. La maladie.

1. L'incubation de la maladie.

2. La marche de la maladie.

3. Les complications qu'elle présente.

4. La terminaison.

III. L'étiologie de la maladie

A. La disparition complète du tissu ovarien est nécessaire pour que les accidents se manifestent dans leur intégrité.

B. Influence sur la maladie :

1. De la technique de l'opération et de l'opérateur.
2. Du genre de l'opération pratiquée.
3. De l'âge de l'opérée.
4. De son tempérament.
5. De l'état antérieur des ovaires extirpés.

IV. La pathogénie de la maladie.

V. Diagnostic.

VI. Le traitement, qui peut être :

1. Prophylactique.
2. Symptomatique.
3. Spécifique.

VII. Pronostic.

VIII. Les observations inédites que nous avons recueillies.

IX. Les conclusions qui nous semblent se dégager des faits étudiés par nous.

X. La bibliographie.

I. — HISTORIQUE

Au moment d'aborder l'étude historique des bouffées de chaleur, nous devons, par quelques réflexions préliminaires, expliquer les lacunes trop fréquentes que nous trouvons dans les observations même peu anciennes au sujet du syndrome qui nous occupe.

L'opération qui confère la ménopause étant le plus souvent entreprise pour une maladie locale, la malade sera considérée comme guérie, si son état local est satisfaisant. Le chirurgien se désintéressera du résultat physiologique de ses opérations. G. Willers (1) adresse à la plupart des communications anglaises et américaines, publiant les résultats de ces interventions, le reproche fondé, que l'absence des détails les plus élémentaires les rend pour la plupart inutilisables. Plus près de nous, en 1891, Spencer Wells (2), l'énergique antagoniste, en Angleterre, de l'opération à outrance, comme Doléris (3) l'a été en France, s'écrie : « On a publié des statistiques sur l'ablation des ovaires qui donnent une grande proportion de guérisons. Mais l'interprétation du terme guérison est vague, car il signifie le plus souvent que la malade n'est pas morte des suites immédiates de l'intervention. On cherche en vain les résultats éloignés de l'opération. » Nous pourrions multiplier facilement la liste des auteurs qui déplorent l'ignorance, où sont nombre de chirurgiens, même célèbres, sur le sort ultérieur de leurs opérées.

Il est une autre cause qui nous fournira l'explication de l'anomalie des lacunes dans les relations des auteurs dont on devrait s'attendre à quelques nouvelles sur notre sujet. La plupart des opérées sont loin de se douter que des altérations, survenant plus tard et sans localisation spéciale, se rattachent à l'opération précédente. Aussi n'en font-elles aucune mention au chirurgien et c'est au médecin qu'elles adressent leurs doléances. Lissac (4) et Winscheid (5) portent très haut l'importance de ce fait.

Nous nous étonnerons donc moins de trouver quelquefois des rapports incomplets, contradictoires, et en dépit des difficultés nous pourrons tenter de dégager les résultats sûrement acquis.

Il est une époque dans l'histoire de la question — époque préhistorique à vrai dire — où, parmi des idées plus théoriques que confirmées, plus pittoresques que scientifiques, que les auteurs se faisaient de l'influence de la castration sur la femme, on réussit à glaner quelques maigres allusions à ces états nerveux qui, à la rigueur, peuvent désigner les phénomènes que nous décrivons. Ces phrases, puisées de ci, de là, ne présentent pas le moindre intérêt pratique et ne méritent pas qu'on s'y arrête.

Ce n'est qu'à partir de l'époque relativement récente,

depuis 1870 environ, où l'opération admise et devenue courante, les résultats furent observés et non pas devinés, que nous pouvons espérer trouver des détails sérieux sur notre sujet. A la vérité, la description des états consécutifs à la castration reste pendant longtemps rare et obscure et pourrait nous tenter de croire que leur fréquence est minime, leur durée fugitive, leur gravité nulle.

A en croire Lawson Tait (6), qui a défendu l'opération dans toutes ses indications successives, non avec la conviction d'un savant, mais avec la foi d'un croyant, les suites seraient on ne peut plus heureuses. Dans un seul cas — et ses opérations ne se comptaient plus en 1891, au moment où il faisait cette déclaration — des symptômes tant soit peu marqués ont suivi ses interventions. Depuis 1873, où Puech (7) trouvait dans tous les cas une santé parfaite, le jugement avait toujours été teinté d'un égal optimisme, car Koeberle (8) en 1878, Lutaud (9) en 1879, Le Bec (10) en 1882 se prononcent tout aussi favorablement. Koeberle s'exprime ainsi : « L'extirpation des deux ovaires n'apporte aucune modification notable dans l'état général des femmes. Elles peuvent être considérées comme étant arrivées brusquement à la ménopause. » Au 5e Congrès français de chirurgie qui eut lieu en 1891, la question des résultats éloignés de la castration de la femme fut débattue et donna lieu à des controverses au sujet des bouffées de chaleur. J. Jacobs (11), en rapportant à ce moment les résultats de 48 opérations, ne fait mention qu'incidemment des troubles particuliers dépendant d'elles. Beaucoup de chirurgiens agissent de même, ne s'attachant le plus souvent qu'à suivre les transformations de l'état local. Tels Bailly (12), Martin (13), Wiedow (14), Molins (15), Robson (16), Pascal (17), Péan (18).

En passant par l'opinion intermédiaire des auteurs qui, comme Bouilly (19), Routier (20), Prochownik (21) n'ont rencontré des bouffées de chaleur que chez peu de femmes opérées et ne leur attribuent pas de véritables inconvénients, qui, comme Barié (22), Goullioud (23), Richelot (24) les observent plus souvent, sans pourtant en tracer le tableau clinique, nous nous rapprochons du groupe des observateurs, pour qui les bouffées de chaleur, suite plus ou moins fréquente, méritent une attention toute spéciale et forment un point à envisager dans la balance des indications et des contre-indications à l'opération.

A la tête de ces auteurs il nous faut placer Hégar (25), si rarement cité. Dès 1878, à la suite de sa première intervention suivie de succès immédiat, il signale les bouffées de chaleur avec tout le cortège habituel d'épiphénomènes qui leur donne leur cachet particulier. Sur 9 observations qu'il publie à ce moment, nous trouvons 4 fois la constatation de bouffées de chaleur, quelquefois très intenses. C'est là un chiffre exceptionnel pour l'époque. Schmalfuss (26), l'élève de Hégar, dans une publication, faite en 1885, de 32 cas d'ablation des ovaires, a l'occasion de signaler les bouffées de chaleur chez environ la moitié des opérées. Contrairement à la plupart des auteurs déjà nommés, qui leur fixent une durée très limitée, il les voit s'étendre quelquefois sur un espace de 5 ans. Il est tellement frappé par ce symptôme qu'à diverses reprises il souligne spécialement les cas où les bouffées de chaleur ne se sont pas déclarées dans le cours de la convalescence.

En 1889 paraît une étude bien fouillée de Glaevecke (27), dans laquelle l'auteur traite à différents points de vue la ménopause artificielle. Glaevecke va plus loin encore que ses prédécesseurs. Après l'élimination des cas, susceptibles, à son avis, de fausser le résultat de ses recherches, il ne trouve que 10 pour 100 de ses opérées qui ne se plaignent pas des bouffées de chaleur. Il s'est attaché, le premier, à donner une bonne description de ces troubles. Il en étudie la pathogénie, mais il omet une hypothèse entrevue déjà par Hégar et qui aujourd'hui semble rallier la presque totalité des suffrages.

Les auteurs qu'il nous reste à résumer sont unanimes à apprécier le rôle prééminent que jouent les bouffées de chaleur dans les suites de la ménopause artificielle. Brodnitz, (28) en 1891, dit que de tous les troubles consécutifs les bouffées de chaleur principalement s'établissent avec une fréquence et une violence telles que les malades en sont profondément affectées. Albert Martin (13), élève de M. Pozzi, en résumant, en 1893, les observations relatées, est d'avis que, dans presque tous les cas, on peut constater des bouffées de chaleur et qu'il importe de les traiter.

Tel est également, un an plus tard, le jugement de Pinesse (29) dans une thèse inspirée par M. Lucas-Championnière. En analysant 136 cas de la pratique de son maître il conclut que le phénomène le plus précoce, le plus constant et le plus persistant, ce sont les bouffées de chaleur, les vapeurs, les transpirations dont les opérées ne cessent de se plaindre. Avec le travail de Canu (30) nous atteignons le point culminant des observations se rapportant à notre sujet.

Une dernière phase de la question, inaugurée il y a cinq ans, est représentée à l'étranger par les travaux de Mainzer (31) Mond (32), Muret (33), Landau (34), en France par Robin, Dalché (35), Gilbert (36), Thiercelin (37), Le Breton (38), Gomès (39), Mossé (40), et surtout par les études approfondies de Jayle (41) et les travaux de ses élèves. Ces auteurs ont consacré aux chapitres de la pathogénie et du traitement, négligés depuis le travail ancien de Glaevecke, des recherches indépendantes et consciencieuses, dont les résultats ont été féconds.

Enfin, l'œuvre de MM. Labadie-Lagrave et Leguen (42), paru en 1898, est le premier ouvrage didactique, où se trouvent résumés tous les détails des plus récentes connaissances de notre sujet.

II. — ÉTUDE CLINIQUE

A. L'ACCÈS

Symptomatologie. — On désigne sous le nom de bouffées de chaleur ou de vapeurs des crises passagères de dilatations vasculaires, générales ou partielles, du réseau capillaire sous-cutané, accompagnées de phénomènes particuliers.

Lorsqu'on interroge les femmes sur les malaises qu'elles éprouvent pendant la durée des accès qui constituent l'affection, on est étonné de la concordance qui se manifeste dans leurs réponses. Même sans la rougeur et les sueurs consécutives, qui peuvent être directement observées, on écarterait l'idée de simulation ou d'exagération dont elles ont été quelquefois taxées. C'est Glaevecke (27) qui, le premier, a été frappé des nuances tout à fait typiques que les femmes répétaient dans leurs doléances.

Une sorte de prélude, d'*aura*, préside au début de la crise. Quelquefois un léger frisson, plus souvent une sensation de constriction qui se localise au niveau de l'abdomen ou de l'épigastre avertit la malade. Selon Canu (30) l'aura peut partir aussi de la tête. Puis, subitement, violemment, le sang monte au visage, la malade éprouve une sensation de chaleur brûlante, à la face principalement, mais s'étendant également sur tout le corps. Correspondant à ces sensations, les mains sont chaudes, les pommettes sont envahies par une rougeur intense, le pouls est accéléré, plein. On a observé, à ce moment de l'accès, une cyanose cutanée généralisée que nous avons également notée une fois.

Cette congestion véhémente s'accompagne de symptômes aussi variés que pénibles. Tantôt ce sont des vertiges, produits ou aggravés par des bourdonnements d'oreilles; tantôt les yeux se couvrent d'un nuage et la malade se sent menacée de tous les prodromes d'une syncope; tantôt, au contraire, elle est sous le coup d'une oppression poignante. Pensant étouffer, elle dégrafe ses vêtements, le visage portant l'empreinte d'une violente angoisse.

Puis, presque aussi subitement qu'au début, le spectacle change. A l'agitation inquiète succèdent un abattement, une prostration extrêmes, à la coloration de la face une pâleur contrastante, pendant que les malades sont baignées de sueurs abondantes, perlant sur toute la surface du corps, « mouillées comme si on les tirait de l'eau » selon une expression qui revient souvent sur leurs lèvres. Le retrait du sang, joint à la moiteur générale, fait éclore souvent des frissons qui terminent la scène.

Tel se présente, dans son ensemble, l'accès dans les cas sérieux, tel il a été esquissé — dans ses grandes lignes au moins — par un grand nombre d'auteurs, Lissac (4), Praud (43), Martin (13), Pinesse, Jayle, etc. Il est évident que les femmes, si elles peuvent se livrer dans les moments de repos à un travail quelconque, sont forcées d'interrompre leur occupation pendant l'évolution de l'attaque. Heureusement, son passage ne se signale-t-il pas chez toutes les femmes par une gravité pareille. Bien des opérées souffrent d'accès atténués qui ne méritent plus que le nom de malaises, tandis que les premières, comme le dit justement Praud, sont affligées de tortures épouvantables.

Dans les accès écourtés, abortifs, rudimentaires, la chaleur brûlante se transforme en une sensation de chaleur, désagréable, il est vrai, mais très tolérable, les sueurs profuses généralisées sont remplacées par une moiteur à peine sensible. L'aura, l'angoisse, l'oppression se réduisent à un très léger trouble fugitif, faisant quelquefois complètement défaut.

Nous devons rendre compte ici du terme employé par nous pour désigner les trois phases successives de l'accès que nous venons de décrire, l'aura, la congestion, les sueurs, quand une seule période, la deuxième, méritait cette dénomination ; mais plutôt que de forger un mot nouveau, nous avons cru bon de suivre la voie de nos prédécesseurs, qui, eux aussi, se sont servis du même terme ou de celui de vapeurs, de congestions, en sous-entendant toute la suite des phénomènes qui composent l'accès.

Durée de l'accès. — Des deux éléments qui déterminent, après les phénomènes eux-mêmes, la gravité de l'affection, l'un est constitué par la durée de l'accès. Celle-ci correspond d'ordinaire à sa gravité, de sorte qu'à un accès à évolution bénigne reviendra un passage rapide. Mais même dans les cas graves, l'aura paraît toujours être très courte, d'une à quelques secondes. L'état congestif n'excède pas d'habitude la durée de quelques minutes. Les sueurs de leur côté varient dans les limites d'une à dix minutes, à moins d'exacerbation exceptionnelle ; à l'accès type, que nous avons décrit plus haut, revient une durée totale d'environ dix minutes. Pourtant, une certaine gravité des phénomènes atteinte, c'est par la durée plutôt, semble-t-il, que par la progression de ceux-ci, que l'aggravation se manifeste. Mainzer (31), Lissac (4) et d'autres ont décrit des cas nombreux, où la durée vient compliquer singulièrement l'aspect du tableau nosologique. Le premier surtout a observé une malade, dont les congestions, trois ans après l'opération, d'une durée d'une heure, la mettaient dans un état voisin de la démence.

Fréquence de l'accès. — Il est une autre cause d'une influence égale sur l'état des femmes opérées, c'est la fréquence des accès, qui, elle, présente toutes les gradations, depuis les attaques subintrantes, survenant toutes les 5 minutes, tous les quarts d'heure, toutes les demi-heures, ne laissant aux malheureuses qu'un répit de quelques minutes entre deux atteintes, jusqu'aux rares attaques qui ne se répètent que deux ou trois fois dans les 24 heures, dont les longs intervalles permettent aux femmes d'habitude de fournir leur besogne quotidienne. Comme pour la durée de l'accès, une fréquence plus élevée coïncide d'ordinaire avec des phénomènes plus bruyants, sans pourtant que cette règle soit immuable.

Ce n'est que dans les cas hybrides que les accès ne

se renouvellent que quelques jours tous les mois. Entre ces deux extrêmes tous les degrés se trouvent représentés, la moyenne de beaucoup la plus fréquente paraît néanmoins être le nombre de six accès dans les 24 heures, avec répétitions quotidiennes.

Moment de l'irruption. — Les femmes sujettes à ces vapeurs en sont d'autant plus affectées, qu'aucune précaution ne les met à l'abri de leur retour ou ne réussit à limiter leur nombre. Les bouffées peuvent survenir dans le cours de l'occupation la plus oiseuse, au milieu d'une conversation des plus paisibles, pendant le repos le plus complet, à jeun aussi bien que pendant la digestion, à n'importe quelle heure du jour ou de la nuit. Le sommeil le plus profond ne garantit pas de leur éclosion, qu'il ne semble même pas rendre plus rare. La sensation d'angoisse, l'étouffement se traduisent pendant le sommeil par l'apparition de rêves terrifiants, de cauchemars affreux. Ce n'est qu'au début de la troisième phase de l'accès que les malades paraissent se réveiller, car c'est couvertes déjà de sueurs profuses qu'elles voient leur sommeil interrompu.

D'autres fois, au contraire, mais cela paraît l'exception, la moindre fatigue semble favoriser la fréquence, sinon la gravité de l'attaque, ou bien la nuit est plus propice à leur répétition et les malades, assez tranquilles le jour, voient avec appréhension approcher la nuit, qui ne leur donnera qu'un sommeil troublé et sans réconfort. Dans une observation rapportée par Canu (30), les troubles apparaissent jusqu'à 20 fois toutes les nuits et 10 fois seulement le jour.

B. LA MALADIE

Incubation. — Combien de temps après l'intervention qui les provoque, les bouffées de chaleur apparaissent-elles pour la première fois ? Les réponses à cette question sont sensiblement concordantes, quand nous pouvons les noter, mais il est à remarquer que la grande majorité des auteurs se bornent à constater que les vapeurs se sont développées « après l'opération ». Ces lacunes ne sont pas pour nous étonner d'après nos réflexions préliminaires.

Laissant de côté les faits isolés, où ce n'est qu'après des mois (Jayle, Pinasse), et après des années (Mainzer, Muret, Pichevin) (44), que les troubles ont fait leur apparition, nous pouvons admettre avec la plupart des auteurs qui se sont prononcés à cet égard, que *le début des bouffées de chaleur s'observe le plus fréquemment de* 15 *jours à* 3 *semaines après l'opération*. Mais tout en étant moins fréquente, une précocité plus grande n'est pas trop rare. Leur première apparition a pu suivre de 4 jours l'intervention (observation personnelle). Un retard de quelques semaines se rencontre également. On a vu maintes fois leur entrée en scène reculée jusqu'à 8 semaines après l'opération dont elles dépendent.

Début. Marche. — C'est en pleine voie de guérison locale que l'opérée ressentira les premières atteintes du mal. Généralement ces troubles s'établiront d'emblée avec le caractère et la fréquence spéciales qu'ils conserveront pendant la période d'état. Dans d'autres cas, à des vapeurs plus bruyantes et plus fréquentes des premiers mois succèdent d'autres, mitigées et plus espacées, de sorte, que, si nous maintenons le chiffre moyen des six accès dans les 24 heures pour l'affection constituée, nous en trouverons au début environ le double. L'inverse aussi peut avoir lieu, nous en trouvons des exemples chez Mainzer, Muret, Jayle, Pichevin. Dans ces cas, après un début insidieux d'une durée très élastique, puisqu'on l'a vu dépasser un an, lentement la manifestation des troubles s'aggrave. Peut-être devons-nous ranger dans cette catégorie une partie des cas dont l'éclosion est en apparence tardive. Ayant depuis longtemps pris leur développement, les malaises ont trop peu incommodé l'opérée, pour qu'elle fasse part, dans son récit au médecin, des poussées insignifiantes qu'elle a ressenties.

La marche des troubles, que nous avons signalée tout d'abord, est de loin la plus fréquente.

Puis, quand, après une durée plus ou moins longue, une atténuation commence à se produire, nous remarquons chez presque toutes les femmes la même suite régulière et presque immuable d'amendements systématiques. Ce n'est pas d'abord le nombre des bouffées qui diminue. Seule l'intensité des épiphénomènes varie. En première ligne l'angoisse et les sueurs s'en ressentent. Et, tout au début de l'amélioration ce ne sont même pas toutes les crises qui en bénéficient. Ce n'est qu'entre deux ou trois crises complètes que vient s'intercaler un accès aux allures plus bénignes. Puis l'atténuation les gagne toutes. En dernier lieu, la durée et le nombre des atteintes elles-mêmes deviennent plus rares.

Si nous suivons plus loin les malades, nous constatons que l'amélioration, à partir de ce moment, se poursuit de deux façons. Tantôt les trois phases successives que nous avons cru devoir établir, l'aura, la congestion et les sueurs, perdent peu à peu leur physiognomie caractéristique. Elles se fondent et se réduisent à une insignifiante poussée congestive, dont la fréquence ne peut pas être exactement fixée, car bien souvent les femmes en ont à peine conscience. Tantôt les accès, quotidiens auparavant, ne conservent plus leur régularité, ne surviennent que tous les 2, 3 jours. Après avoir été autrefois exaspérés pendant la période correspondant aux règles perdues, ce n'est plus, en fin de compte, qu'à ce moment qu'ils sont ressentis par la malade.

Complications. — Ce n'est, le plus souvent, qu'après de cruelles tortures, que la femme s'achemine vers la guérison. Et, si les troubles ont persisté longtemps dans toute leur vigueur, leur retentissement sur l'état général de la malade devient des plus déplorables.

En proie aux accès qu'elle redoute avant de les essuyer et qui l'anéantissent par leur passage, impropre à aucun travail suivi, réveillée en sursaut toutes les nuits par des cauchemars épouvantables, elle voit se greffer sur la base de ces troubles un état pathologique nerveux, qui emprunte aux dispositions individuelles de la malade sa physiognomie particulière. Tantôt il persiste ou survient un amaigrissement avec anorexie et céphalées rebelles, d'autant plus suspect, que l'engraissement paraît être un résultat assez régulier (Hegar, Koeberle, Pozzi) (45) de l'opération. Tantôt c'est du côté de l'hystérie, de la neurasthénie, de la mélancolie, qu'évolue la transformation morbide.

Bon nombre d'auteurs qui ont peu insisté sur les bouffées de chaleur, — s'ils en ont fait mention — ont ménagé une large place à ces névroses dans les suites de l'ablation des ovaires. Nous ne mettons pas en doute que dans bien des cas ces maladies puissent se manifester en entière indépendance des bouffées de chaleur. Mais quand nous aurons vu, dans la description des pratiques thérapeutiques, le traitement qui fait disparaître les bouffées de chaleur rendant également l'appétit aux malades, supprimant comme insensées leurs propensions au suicide, leur restituant la mémoire affaiblie et défectueuse, nous ne pourrons nous dérober à l'impression, que ces troubles, ne paraissant reliés par aucun lien à l'affection qui nous occupe, doivent être mis souvent comme complications sur le compte de celle-ci, dont ils forment le cortège dans les cas graves.

Terminaison. — Des difficultés surgissent, quand il s'agit de déterminer la fin des troubles décrits. En dehors du silence de beaucoup d'auteurs à ce sujet, nous nous heurtons à des contradictions qui compliquent la solution du problème. Hegar, Martin, et beaucoup d'autres, sans fixer de date exacte, se bornent à dire que les bouffées de chaleur semblent s'amender à la longue ; M. Richelot (24) leur attribue une durée de 1 an à 18 mois, M. Pozzi exprime la même opinion, à laquelle semble se rallier une grande partie des auteurs. Par contre, dans le camp opposé, Schmalfuss (26), Glaevecke (27) citent des observations dans lesquelles après 6 ans, 5 ans, 4 ans, des bouffées bien caractérisées survenaient en grand nombre. Dans les travaux de Mainzer (31), Canu (30), Praud (43), Jayle (41), les faits abondent où un espace de 10, 9, 5 ans n'a pas suffi pour éteindre les troubles. Pour nous, la limite de 18 mois, à part les cas très bénins, exceptionnels, nous paraît rester au-dessous de la vérité et nous pensons qu'ils ne trouvent leur terme moyen qu'après 5 à 10 ans. Si nous inclinons à croire plus exacts ces derniers chiffres, c'est qu'ils ont été fixés par les études récentes, depuis que l'attention s'est portée avec plus de persistance et de méthode sur ces troubles post-opératoires. Nos recherches personnelles les ont, du reste, entièrement vérifiés. Les dernières statistiques dépassent encore ces limites ; selon Lissac (4), les bouffées de chaleur dans un certain nombre de cas s'atténuent si lentement, qu'elles subsistent encore après un intervalle de 10 à 15 ans. Winscheid (5) émet cette conclusion exagérée, que les troubles s'acharnent sur les opérées toute la vie et ne font tout au plus que varier d'intensité.

III. — ÉTIOLOGIE

Si nous nous tenions étroitement à l'énoncé du titre de notre travail, nous pourrions nous dispenser de discuter les relations qui existent entre l'apparition des troubles décrits et la persistance ou le retour plus ou moins régulier des règles après l'opération. Mais les rapports qui unissent l'absence des règles aux bouffées de chaleur sont trop importants pour être passés sous silence.

En règle générale les bouffées de chaleur bien caractérisées ne sont la suite de l'ablation des ovaires que si la ménopause s'y est adjointe. Contrairement à ce que nous avons observé en abordant les autres problèmes dont se compose ce sujet, nous constatons sur ce point l'unanimité des auteurs. Les vapeurs, dit Canu, ont l'air étroitement liées à la suppression des règles, puisqu'elles n'existent pas chez les opérées réglées. Elles sont rares, selon Lissac (4), quand l'opérée a conservé sa menstruation. Le même fait s'impose à Chavin (46), A. Martin (13), le trouve vérifié à la suite d'une statistique très étendue. En examinant, à ce point de vue, les observations de castrations recueillies par les auteurs qui ne se sont pas prononcés sur ce point, ayant un but différent du nôtre, nous sommes toujours frappés du lien constant qui unit les bouffées de chaleur à la seule ménopause.

Quelle est la cause qui donne en partage aux femmes, ayant perdu les règles, des accidents dont elle préserve celles qui continuent à éprouver le flux extaménial ?

Que se passe-t-il de particulier chez ces dernières ?

Et d'abord, éliminons deux causes qui n'ont qu'une part factice à la production de ces phénomènes. Ce sont les hémorragies qui ont leur source dans une maladie de l'utérus et dont la fréquence plus ou moins périodique peut provoquer des erreurs (Hégar (25), Pozzi (45). C'est encore, dans quelques cas, une irritation des pédicules (Pozzi), (45) agissant sur la muqueuse utérine à l'instar d'une excitation normale.

Trois causes de menstruation vraie subsistent.

1. — L'extirpation des ovaires n'a pas été complète, des parcelles de tissu ovarien sont restées dans l'abdomen. Battey, Koeberle (8), Segond (47), Terrier (48), Pozzi (45) et d'autres autorités viennent corroborer ces faits par leur expérience. Si nous parcourons la suite des observations publiées, dès que nous trouvons la mention de persistance des règles, il est presque constant de lire que l'extirpation des ovaires et la formation du pédicule ont été particulièrement difficiles.. Au surplus, il est des cas, où, après une ablation bilatérale des annexes en apparence complète, une grossesse est survenue (Liégeois) (49). Après l'extirpation d'une tumeur cystique des ovaires on a observé le développement d'une nou-

velle tumeur identique survenant dans un pédicule. Ces faits sont de nature à prouver, combien illusoire est la prétention d'enlever toujours les ovaires dans leur totalité.

2. — On enlève une toute autre tumeur, croyant avoir affaire à un néoplasme des ovaires, trompé par leur voisinage et les adhérences avec les organes sexuels internes. Cette erreur, selon le jugement autorisé de Hégar, est plus fréquente qu'on ne croirait.

3. — Il existe un ovaire supplémentaire (Klebs, Puech (7), Sappey, Spencer Wells) (2).

Il paraît donc acquis que la conservation de tissu ovarien dans l'économie s'oppose à l'établissement de la ménopause, ou, pour nous exprimer dans le sens indiqué par nos recherches, ce n'est qu'*après la disparition complète du tissu ovarien que les accidents décrits se manifestent dans leur intégrité*.

N'omettons pas, néanmoins, d'indiquer une cause de continuation des règles, où la présence d'une parcelle d'ovaire n'intervient pas et sur laquelle insiste à juste titre M. Pozzi (45). Il invoque la persistance des habitudes organiques, suppléant à l'incitation normale. Loin de s'opposer à notre dessein, qui est de rapporter, ainsi que nous venons de le dire, les bouffées de chaleur à l'absence du tissu ovarien, cette théorie très judicieuse vient lui prêter appui, car elle explique aisément les cas de manifestations morbides observées malgré les pertes périodiques persistantes.

Mais d'un autre côté, est-il des cas, où, malgré une ménopause précoce, jamais des vapeurs ne se sont déclarées ?

A en croire les auteurs, il en existe un certain nombre. Mais rappelons-nous le peu d'importance accordée à ces troubles jusqu'à ces dernières années. Il faut rechercher avec soin ces phénomènes, dit Lissac, insister au besoin pour les connaître; on arrive ainsi à constater qu'ils sont plus fréquents qu'on ne le pensait. Aussi voyons-nous que, depuis que l'intérêt inspiré par ce sujet a commencé à gagner un plus grand nombre d'observateurs, sa fréquence s'est manifestement accrue selon les derniers rapports et vient justifier l'opinion que nous avons émise.

Technique. — Peut-être cette fréquence, en apparence plus grande à l'époque actuelle, couvre-t-elle en partie une réelle augmentation de troubles. Nous le pensons pour notre compte. Nous la croyons produite par le perfectionnement de la technique de l'opération et de l'opérateur lui-même. En effet, grâce à ces deux améliorations, le pédicule a pu être mieux formé, l'ovaire plus parfaitement isolé, l'aménorrhée plus sûrement établie.

Genre d'opération. — Il y a un genre d'opération qui confère une ménopause absolument certaine et immédiate. C'est la suppression unique de l'utérus. Toutes les recherches dont le but était de s'enquérir de l'influence de cette intervention sur les bouffées de chaleur ont abouti au même résultat, négatif ou du moins peu appréciable. Après la castration utérine simple, dit Jayle, les troubles sont parfois nuls, la plupart du temps peu accentués. Les troubles irréguliers qui apparaissent sont dus au fait qu'il est impossible d'extirper l'utérus, sans porter atteinte aux ovaires. Pourtant les annexes, dans ce cas, ne s'atrophient que lentement. Grammatikati (50) a trouvé, 3 ans après l'hystérectomie, à l'autopsie d'une femme, l'ovaire en plein fonctionnement, les vésicules de Graaf récemment rompues. Glaevecke (27) rappelle, en citant ces faits, que l'absence congénitale de l'utérus n'empêche pas l'ovulation régulière.

La castration ovarienne partielle, l'ovariotomie unilatérale, l'ignipuncture éveillent des bouffées de chaleur très faibles, en rapport avec la quantité de tissu ovarien supprimé.

La castration utérine ajoutée à la suppression des deux ovaires n'augmente pas les vapeurs. Seul Chrobak (51) est d'un avis opposé.

Age. — A part l'influence décisive que la cessation ou la persistance des règles exerce sur l'apparition des troubles que nous étudions, il en est d'autres, de second ordre, qui ont principalement paru agir sur leur intensité. *L'âge* de l'opérée a paru doué d'une vertu modificatrice, dans ce sens, que la jeunesse aggraverait les troubles, que l'âge avancé leur imprimerait une allure plus bénigne. Prochownik (21), Richelot (24), Routier (20) adoptent cette manière de voir, partagée du reste par la grande majorité des auteurs. Mais si nous suivons le détail des observations de castration publiées jusqu'à ce jour, nous rencontrons un grand nombre de cas qui paraissent en contradiction avec ces vues. Dans les observations de Mainzer (31) nous trouvons deux femmes de 44 ans, qui après un an et demi sont encore sujettes à des poussées intenses de congestion et deux autres de 52 ans, qui après deux ans et demi souffrent des mêmes malaises.

Canu (30) relate l'observation d'une femme de 52 ans, qui après 5 ans est soumise à des accès de chaleur, suivis de sueurs abondantes. Schmalfuss (26) de son côté cite des femmes de 42 et 44 ans, qui, après 3 ans encore, présentent les mêmes troubles dans tout leur épanouissement. Une femme de 53 ans, que mentionne Muret (33), souffre de bouffées de chaleur revenant 8 fois par jour et aussi souvent la nuit. Jayle aussi, quoiqu'ayant relevé le fait que les bouffées de chaleur sont en général moins vives et moins gênantes si la malade est près de la ménopause, cite dans ses observations une femme opérée à 47 ans, qui conserve encore après 7 ans 10 bouffées de chaleur par jour. L'expérience de Chrobak vient confirmer tous ces faits. Il n'a jamais constaté que les suites de l'opération soient moins fâcheuses pour les femmes âgées. Nous croyons à une presque égalité devant les suites de l'opération de toutes les femmes pubères avant la ménopause. Pour des raisons très claires la venue des troubles après la ménopause ne sera qu'un fait isolé.

Tempérament. — Les femmes à l'équilibre nerveux instable en temps normal, les « arthritiques nerveuses » de Richelot (24), présentent au développement des accidents nerveux une prédisposition acquise ou héréditaire. Ce sont surtout elles qui seront affectées des formes graves ; l'observation VI est typique à ce point de vue.

État antérieur de l'ovaire. — Si nous ajoutons qu'il résulte des observations relatées, qu'il n'est pas indifférent pour l'intensité des troubles, si l'opération est pratiquée sur des ovaires malades — c'est-à-dire presque sans fonctions — ou sur des ovaires sains, et qu'il semble que dans ce dernier cas les malaises soient plus sérieux, nous aurons clos l'énumération des causes individuelles qui jouent un rôle dans la provocation et la gradation des bouffées de chaleur.

IV. — PATHOGÉNIE

De bonne heure, le cortège des phénomènes, que nous avons décrits sous le nom de bouffées de chaleur, a paru s'expliquer par l'hypothèse d'une pléthore de l'organisme. Pendant une période très longue presque tous les observateurs, négligeant les symptômes nerveux concomitants, qui s'opposaient à cette manière de voir, pour ne s'arrêter qu'à la congestion, le phénomène le plus frappant, adoptèrent cette supposition spécieuse.

Il semblait, en effet, bien naturel que les femmes, soumises pendant de longues années à des pertes menstruelles, vissent, les émissions sanguines périodiques supprimées, se produire par un processus vicariant des congestions, des poussées sanguines, le sang retenu cherchant une issue.

Mais c'étaient là des arguments bien fallacieux. Différents faits étaient laissés à l'ombre.

Et d'abord l'hypothèse péchait par la base.

Peut-on admettre que 15 jours ou 3 semaines après une opération aussi sanglante, quand les premières manifestations des vapeurs se déclarent, une pléthore sanguine ait eu le temps de se former chez des malades astreintes au régime frugal de la première convalescence ? Oublie-t-on qu'en règle générale ce n'est qu'après épuisement patient de toute la thérapeutique ordinaire qu'une intervention de cette importance est entreprise ? Les malades qui subissent l'extirpation des ovaires se trouvent, la plupart du temps, dans un état accentué d'anémie, d'émaciation, soit par les souffrances endurées, soit par des métrorragies prolongées.

Dès 1889, Glaevecke avait choisi quelques-uns de ces arguments pour faire justice de la théorie jusqu'alors courante. Aussi bien cette théorie est-elle formellement condamnée par une observation que nous devons à Weiss (52). Il s'agit d'un homme de 45 ans ayant subi la castration double. Une pléthore ne saurait donc être mise en cause. Au bout de 3 mois apparurent chez lui des troubles particuliers, rebelles à tous les traitements. Dans le cours d'un entretien paisible l'opéré est saisi d'angoisses, de vertiges ; des bouffées de chaleur lui montent à la face, au cou, aux oreilles. Toutes ces parties, habituellement pâles, deviennent turgescentes et commencent après 30 à 40 secondes à sécréter une sueur profuse, d'une durée de 5 à 6 minutes, qui laisse après elle un abattement extrême.

Ne retrouvons-nous pas, trait pour trait, dans cette description succincte, le récit des troubles de nos opérées ? Et, ainsi que nous l'avons dit, nous ne voyons aucune place pour l'intervention d'une pléthore artificielle. Aussi sommes-nous quelque peu étonné de voir A. Martin (13) et Praud (43) reprendre dans leurs travaux, si complets d'ailleurs, la justification de ces vues. Le fait qui a paru donner un semblant de soutien à cette théorie, est le succès d'un traitement particulier opposé aux troubles, préconisé par quelques auteurs et suivi d'un succès assez régulier. Nous entendons les saignées. Nous espérons réfuter cette apparente contradiction en discutant le traitement.

C'est M. Jayle (41) qui a le plus explicitement développé la thèse de l'absence d'issue du flux menstruel. Voici ce qu'il suppose :

Le flux menstruel, par sa périodicité, a pour conséquence de créer un état tout particulier du système vasomoteur féminin, état qui ne saurait se modifier brusquement sans encombre.

Dans *l'ovariotomie bilatérale complète* il admet 3 cas.

1° La malade n'a jamais été réglée ; le système vasomoteur n'est habitué à aucun changement périodique. Aucun trouble ne surviendra.

2° La malade n'est plus réglée depuis longtemps et a franchi tous les troubles de la ménopause : le système vaso-moteur a cessé d'être habitué à un changement périodique. Aucun trouble ne surviendra.

3° La malade est réglée et se trouve en pleine activité génitale : le système vaso-moteur est habitué à une déplétion périodique. La substance ovarienne, excitatrice des vaso-dilatateurs utérins amenant le flux menstruel, manque. Le flux ne survient pas, la tension vasculaire augmente, des troubles compensateurs se produisent : vaso-moteurs, nerveux-réflexes, nutritifs. Si l'établissement des règles date de peu, si les règles ont été peu abondantes, l'habitude de la déperdition sanguine menstruelle est peu accusée et les troubles seront de peu de durée. Si les règles sont fortes, régulières, les troubles seront marqués et ils le seront d'autant plus que l'habitude sera plus ancienne, par conséquent que la malade sera plus âgée (ainsi s'explique le fait que les femmes fortes, castrées autour de la quarantaine, sont le plus incommodées, tandis que les toutes jeunes, avant la vingtaine, le sont moins). Si, par suite de la maladie, la malade a eu des pertes de sang très longues et répétées, les troubles seront moindres, le sang étant appauvri, le système nerveux étant déprimé.

La cessation des règles par *hystérectomie vaginale sans castration ovarienne* suggère à M. Jayle les déductions suivantes :

Les troubles pourront être nuls si la déplétion sanguine périodique était moyenne et si l'intervention n'a pas détruit le système vasculaire et nerveux des ovaires laissés en place, la sécrétion ovarique continuant à se faire suffisante pour suppléer à la déperdition mensuelle en activant d'autres échanges.

Nous nous permettrons de résumer la théorie de M. Jayle de la façon suivante.

« L'ovaire sécrète une substance dont l'action produit le flux menstruel.

Deux cas de suppression du flux menstruel sont possibles :

1° La suppression par impossibilité matérielle de sa production, l'incitation restant intacte (hystérectomie simple).

2° La suppression par disparition de l'incitation congestive (ovariotomie bilatérale complète), sa production matérielle étant possible :

La présence de l'incitation congestive ne pouvant aboutir (par impossibilité matérielle) au flux menstruel ne provoque (en général) pas de bouffées de chaleur.

L'absence de l'incitation congestive (malgré la possibilité matérielle du flux menstruel) est suivie de troubles dont les bouffées de chaleur sont les plus constants. »

Avant d'émettre notre avis au sujet de cette thèse, nous allons rapidement passer en revue les différentes théories successivement proposées.

Est-ce l'opération, en tant qu'intervention chirurgicale abdominale, qui serait la source des troubles en question ? M. Lucas-Championnière, avec son habituelle sagacité, a mis en lumière les troubles divers qui peuvent suivre une laparotomie quelconque chez les femmes et qu'il a été, en partie, le premier à découvrir. Mais les phénomènes qui nous occupent ressortent d'un ordre différent. L'unique ablation bilatérale des ovaires les provoque et seulement dans certaines conditions que nous avons énumérées. Ce seul fait suffit à nous faire abandonner cette voie d'investigation.

Une série d'observateurs, frappés avant tout de la part prise par les éléments nerveux dans le tableau clinique, ont invoqué comme cause immédiate des phénomènes morbides, un désordre du système nerveux vaso-moteur. Cette thèse a rallié un certain nombre d'adhérents. La riche innervation des organes renfermés dans l'intérieur de la cavité abdominale, dit Denis (53), par les plexus que forment le sympathique, le pneumogastrique et les nerfs de l'axe spinal, permet de se rendre compte de tous ces phénomènes pathologiques. Vené (54) de son côté fait remarquer que les organes génitaux ont une connexion étroite avec les plexus abdominaux et comme organes riches en terminaisons nerveuses, ils peuvent, pense-t-il, être le point de départ d'importants réflexes.

Cette manière de voir, qui interprète les congestions par un désordre de l'innervation vaso-motrice est complètement justifiée, mais elle est insuffisante à expliquer le problème dans son intégrité.

M. A. Mathieu (55), dans une étude ingénieuse en même temps que rigoureusement logique, avait émis sur la source de la déséquilibration du système nerveux une hypothèse très captivante. Considérant la menstruation comme l'aboutissant d'un mouvement périodique du système nerveux vaso-moteur, M. Mathieu se demande si les règles supprimées, le mouvement mensuel, sans but physiologique désormais, ne peut pas créer une névrose vaso-motrice. Ces considérations étaient d'autant plus autorisées que le cas relaté, sur lequel elles se basaient, présentait un retour mensuel des troubles.

Glaevecke (27) avant lui s'était également prononcé sur ce point spécial. Il suppose que l'ovaire est un anneau qui, avec d'autres, forme la chaîne des impulsions qui régissent le système vaso-moteur et il attribue les troubles résultant de la suppression des ovaires à la transmission vicieuse des impulsions vaso-motrices dont le courant normal est interrompu.

Il importe à présent de prendre connaissance des vues

qui ont modifié depuis les idées sur la pathogénie des troubles.

Brown-Séquard avait préparé le terrain qui devait les faire germer. Au cours de ses savantes recherches il était arrivé à formuler cette hypothèse que toutes les glandes, pourvues ou non de conduits excréteurs, donnent au sang des principes utiles, dont l'absence se fait sentir après leur extirpation ou leur destruction par la maladie.

Pénétrés de cette opinion qui a force de sentence, rapprochant les effets produits sur l'organisme par l'élimination d'une autre glande, la thyroïde, des suites analogues résultant de l'extirpation des ovaires, les observateurs aboutirent bientôt à la conclusion que l'unique déterminante de l'affection devait résider dans une sécrétion de l'ovaire.

Avant d'avoir été franchement exprimée, cette thèse avait été entrevue par quelques auteurs. Dès 1878, Hegar (25) parle de sécrétions inconnues de l'ovaire et Max Nordau (56) dans sa thèse inaugurale semble y faire allusion. Depuis, ces idées ont reçu un grand développement.

Fédoroff (57) nous donne une appréciation très explicite : L'anatomie histologique des ovaires démontre que ces organes appartiennent au type des glandes lymphatiques. En dehors de leur fonction de glandes génitales et d'organes excréteurs, ces organes jouent encore le rôle de glandes sécrétant un produit spécial, de nature inconnue et analogue à celui des autres glandes lymphatiques. Les follicules ovariques déversent dans le sang, en se développant, un produit chimique spécial qui, en s'accumulant dans l'organisme, agit sur le système nerveux, sur les centres vaso-moteurs et sur les organes génitaux.

Combe (58) croit pouvoir aller plus avant dans la détermination des sécrétions glandulaires. Il divise les glandes lymphatiques en deux catégories, les glandes antitoxiques, dont la sécrétion est destinée à neutraliser les éléments toxiques qui circulent dans l'organisme et les glandes vivifiantes, dont la sécrétion interne fournit à un organe ou à l'organisme tout entier une substance importante, peut être même indispensable à son fonctionnement normal, si bien que, si leur sécrétion diminue ou tarit, il en résulte une diminution du fonctionnement normal de l'organisme. C'est sous cette dernière rubrique que Combe range l'ovaire.

Différents auteurs ont fait des recherches, dans le but de découvrir la partie spécifique de l'ovaire qui serait le siège de ces sécrétions. Après R. Mond (32) dont les expériences n'ont pas abouti, Prenant (59) et Mathias Duval (60) se sont occupés de cette question. Les deux auteurs considèrent que c'est le corps jaune auquel il faut attribuer la sécrétion interne.

Au Congrès français de médecine de 1898, Spillmann et Étienne déduisent de leurs expériences que l'ovaire est une glande :

1° Ayant une sécrétion externe, celle de l'ovule ;

2° Chargée d'éliminer par le sang menstruel l'excès des toxines organiques ;

3° Pourvue d'une sécrétion interne ayant un rôle important dans la nutrition générale.

La théorie de la sécrétion interne de l'ovaire, généralement reconnue aujourd'hui, est représentée à l'étranger par les travaux de Mond (32), Mainzer (31), Landau (34), Chrobak (51), Muret (33), Jacobs (11). Les études expérimentales de Curatolo et Tarulli (61), entreprises dans un autre but, arrivent aux mêmes conclusions.

En France, c'est à M. Jayle que revient l'insigne honneur d'avoir donné le véritable essor à cette théorie. Après avoir été le premier à l'admettre et à la défendre par l'intermédiaire d'une thérapeutique toujours heureuse, il a continué sans relâche ses fécondes investigations.

Nous venons de citer son opinion personnelle au sujet de la pathogénie des bouffées de chaleur.

Nous nous permettrons maintenant de présenter notre propre avis sur cette question.

Les données qui servent de base à notre théorie sont les suivantes. Elles se rapportent aux observations relatées plus loin et que nous aurions pu facilement multiplier, si nous n'avions craint de nous répéter.

1° Un certain nombre de femmes, à l'époque de la ménopause naturelle qui a les origines analogues à la ménopause chirurgicale, souffrent des bouffées de chaleur pendant *un espace de temps pendant lequel les règles sont encore normales*;

2° Un certain nombre de femmes, à l'époque de la ménopause naturelle, ne commencent à sentir les bouffées de chaleur que *de longs mois après les dernières règles*;

3° Un certain nombre de femmes, réglées depuis de longues années, perdent pour quelques mois ou années les règles, sans éprouver une seule bouffée de chaleur;

4° Les premières bouffées de chaleur après la castration surviennent d'habitude 15 *jours à 3 semaines après les dernières règles* ;

5° Les bouffées de chaleur subsistent souvent après 10 ans et davantage, très gênantes, quand l'habitude de congestion mensuelle a depuis longtemps dû se perdre.

Il résulte, à notre avis, de l'exactitude couramment vérifiée de tous ces points, que la congestion mensuelle et les bouffées de chaleur sont absolument indépendantes l'une de l'autre.

L'absence des règles, exigée pour l'éclosion complète des bouffées de chaleur après l'ovariotomie, ne contredit pas cette thèse. Ce sont deux processus qui marchent de pair, qui sont des épreuves pour établir s'il reste une parcelle d'ovaire. Mais ce n'est pas en permettant des règles plus ou moins régulières que cette parcelle diminue les malaises, ces règles ne sont que la preuve qu'il existe encore assez de substance ovarique pour neutraliser les bouffées de chaleur, totalement ou en partie.

Nous admettons que l'ovaire, à part *la sécrétion ovulaire*, à part *une sécrétion interne possible, utile pour la nutrition générale* et dont l'absence peut provoquer selon Spillmann et Étienne des troubles de la chlorose (pendant laquelle n'apparaissent pas des bouffées de chaleur), possède une sécrétion particulière, dont l'action unique est de neutraliser des toxines vaso-motrices. *L'absence de cette sécrétion particulière a comme unique effet l'éclosion de bouffées de chaleur*.

Cette sécrétion est continue, sans accumulation dans

l'organisme. Nous supposons volontiers qu'à côté d'elle un autre suc soit produit, dont l'influence, ou intermittente, ou active par accumulation, provoque le flux menstruel.

Cette supposition éclairera le fait qu'à de rares intervalles on réussit à observer un retour des règles perdues depuis longtemps (5 ans dans un cas de M. Jayle), quand l'ovaire ingéré contenait cette sécrétion périodiquement intermittente.

Nous pourrons à présent nous expliquer facilement comment la suppression de l'utérus seul, amenant la ménopause certaine, brusque et radicale, produit des troubles périodiques, décrits sous le nom de molimen cataménial, et non la maladie des bouffées de chaleur.

Nous comprendrons pourquoi dans la ménopause, de quelque nature qu'elle soit, les bouffées de chaleur surviennent soit avant, soit après la suppression des règles, les deux sécrétions, dont la disparition produit les deux états, ne diminuant et ne tarissant pas dans des proportions égales.

V. — DIAGNOSTIC

Le médecin n'aura aucune difficulté à reconnaître dans les plaintes de sa malade les éléments constituant l'état morbide en question.

La catégorie spéciale des femmes, — toutes châtrées — les sensations caractéristiques et les phases de rougeur et de sueurs, visibles et très frappantes, rendront le jugement indubitable. Il ne sera pas plus difficile de dépister les bouffées de chaleur dans les cas, où la malade, ne sachant pas quels liens les rattachent aux complications que nous avons énumérées, ne viendra se plaindre que d'une diminution inquiétante de sa mémoire, de fièvre et d'insomnie, de mélancolie, sans faire mention des chaleurs.

Une seule question, faite dans ce sens, rendra à la malade la conscience de ses malaises primitifs. Dans une de ses brillantes leçons d'il y a quelques années, M. le Pr Guyon a exprimé d'une façon à la fois pittoresque et exacte les relations qui existent entre la ménopause artificielle et les bouffées de chaleur: « Si dans un compartiment de chemin de fer une voyageuse demande la permission de baisser les glaces, questionnez-la, vous aurez toujours l'occasion de constater qu'on lui a enlevé ses ovaires — si elle n'est pas sur son retour d'âge. » Nous nous permettrons de dire à sa suite : si une femme a été privée de ses ovaires, questionnez-la, vous aurez toujours l'occasion de diagnostiquer des bouffées de chaleur.

VI. — TRAITEMENT

Le traitement a été prophylactique, symptomatique, rationnel.

1° **Traitement prophylactique.** — Imbu de la conviction, dont nous avons présenté la justification, que la suppression complète du tissu ovarien dans l'économie entraînait des effets les plus fâcheux, M. Pozzi a, depuis 1891, judicieusement restreint les parties des ovaires à éliminer. C'est lui qui a indiqué la méthode, consistant à n'enlever dans les opérations que les parties ostensiblement atteintes. Ces pratiques ont réussi à diminuer notablement les sérieux inconvénients, dont nous avons parlé; de nombreux adhérents dans tous les pays les ont mises en œuvre.

Mais il existe encore un autre mode d'appliquer la prophylaxie. Nous entendons le traitement médical poussé à une limite plus étendue et appliqué notamment à toute la catégorie des opérations qui prétendent guérir certaines manifestations nerveuses par un moyen, impliquant lui-même des manifestations nerveuses.

C'est dire supprimer le traitement chirurgical des

névroses et ne soumettre au bistouri, qu'après de prudentes temporisations, les phlegmasies des organes pelviens, qui entrent en jeu.

Depuis de longues années notre maître, M. A. Weill, n'a cessé de pratiquer et d'enseigner cette inflexible réserve, couronnée des plus beaux succès pour les états morbides des annexes. D'un autre côté de nombreuses voix se sont élevées, cherchant à modérer la tendance à opérer, que semblaient justifier les beaux succès immédiats. Doléris (3), Pozzi, Le Blond ont été chez nous à la tête de ce mouvement d'opposition, Spencer Wells (2) en Angleterre s'est fait l'ardent champion de la même cause.

2° **Le traitement symptomatique** a été en vigueur jusque dans ces derniers temps. Dans des intentions différentes on a employé tour à tour les bains, les douches, les purgatifs, les bromures, le fer, l'arsenic, l'iodure de potassium.

Toutes ces médications ont à leur actif, paraît-il, de nombreux succès, ainsi que le sérum artificiel, également essayé (Pichevin) (62). Elles sont tombées en désuétude à la suite de la tendance des médecins à leur substituer l'opothérapie ovarienne.

3° **Traitement spécifique.** — Implantation d'ovaires. Les beaux travaux de Knauer (63) ont constaté que l'ovaire d'un cobaye extirpé, puis appliqué sur le péritoine, reprenait non seulement sa vie végétative, mais aussi sa fonction spécifique. Chrobak (51), s'appuyant sur ces faits démontrés par son élève, recommande de prévenir dans les cas d'ablation double des ovaires les troubles à redouter, en implantant des ovaires d'animaux.

M. W. Gregoriew (64) a multiplié les expériences de Knauer sur un très grand nombre d'animaux, toujours avec succès. R. T. Moriss (65) a effectué la transplantation des ovaires, chez la femme, dans deux cas différents. Dans le premier, il greffa, sur la paroi utérine d'une femme de vingt ans qui n'avait jamais eu ses règles, un morceau d'ovaire d'une autre femme. Les règles apparurent. Dans le second cas, Morris greffa, chez une femme, à laquelle il avait dû enlever les ovaires et les trompes, un fragment d'ovaire à la base d'un oviducte. La femme devint enceinte. L'observation la plus importante est celle de Glass (66). Cet auteur a transplanté à une femme, ayant subi une oophorectomie double et qui éprouvait tous les accidents d'une ménopause anticipée, l'ovaire sain, extirpé à une femme de 17 ans, qui, après un accouchement, avait eu des lésions cicatricielles du vagin rendant un accouchement ultérieur impossible. L'ovaire fut suturé chez la première femme à la place de l'ovaire normal. L'opération réussit, les accidents de la ménopause disparurent. La malade fut réglée deux fois.

Assimilation de tissu ovarien. — Le premier qui ait songé à soumettre au traitement par les extraits de tissu d'ovaire les femmes, privées de leurs glandes ovariennes, a été Loumeau, en 1892. Il s'agissait de troubles psychiques dans ce cas particulier. Le résultat rapporté par Régis (67) fut encourageant, paraît-il. Pourtant l'application de cette méthode resta isolée et ne ressuscita que dans ces dernières années, sous l'égide des succès obtenus par l'organothérapie thyroïdienne ; les travaux de Landau (34), Chrobak (51), Mainzer (31), Mond (32),

Senator (68), Bernstein (69), Saalfeld (70), Seeligmann (71), Fideli (72), Jacobs (73), Muret (33) à l'étranger, en France de M. Jayle en toute première ligne, puis de Lissac, Touvenaint (74), Maurange (75), Dalché (35), Gomès (76), Gilbert (36) ont fourni les assises de cette médication. Le nombre des cas soumis à ce traitement est très considérable et permet de faire des déductions valables.

Diverses préparations ont été employées.

Ovaire cru. — La première en date a été l'ovaire cru, frais, haché, conservé à une température basse. La difficulté de se procurer, de conserver et surtout de faire prendre aux malades l'ovaire, ainsi présenté, a bientôt fait reléguer au second plan ce mode d'assimilation. Nous n'avons pas été aussi favorisé dans nos expériences sur ce point que M. Mossé (77) qui dit que les malades acceptent facilement la médication présentée sous cette forme.

Liquide ovarique. — L'essai d'administrer par injections un liquide, extrait de l'ovaire d'animaux, se heurta à moins d'inconvénients. Les ovaires de vaches, de brebis, de juments ont servi à la préparation du liquide sans qu'une différence des résultats parût évidente. La composition du liquide est faite selon les méthodes établies par Brown-Séquard et de d'Arsonval.

Voici la technique des injections : après une désinfection locale rigoureuse on injecte quelques centimètres cubes de la liqueur dûment aseptisée. Selon MM. Jayle et Lissac on doit choisir alternativement les deux côtés de l'abdomen. Nous avons donné la préférence au bras, partant du principe d'éviter chez la malade de l'autosuggestion par des apprêts plus longs et l'importance plus apparente que comporte une injection abdominale. On fera bien également, dans le but qui précède, de cacher à la malade les résultats qu'on attend de l'injection.

Celle-ci a été décrite très douloureuse. Une suite assez régulière paraît être la formation d'un nodus à l'endroit de la piqûre. Pour disposer d'un liquide, offrant toutes les garanties de pureté, nous avons enlevé nous-même à La Villette les ovaires sur les animaux encore chauds. Son emploi nous a paru ne produire qu'une sensation locale insignifiante en réponse aux premières piqûres, quant aux nodus, nous les avons vu apparaître sans exception, petits, du reste, et disparus après 2 à 3 jours.

Le liquide ovarique peut également être absorbé par la voie stomacale ou rectale.

Extraits secs d'ovaire. — Les avantages des injections s'effacent devant la facilité, plus grande pour le médecin, de prescrire des extraits secs et devant la préférence marquée de la malade pour ce mode d'administration. Les produits de cette catégorie sont la poudre et les tablettes. Pour les préparer on dessèche l'ovaire frais au moyen de procédés spéciaux, on le réduit en poudre, improprement nommée ovarine, ou bien on le comprime sous forme de tablettes, pastilles, pilules, après avoir ajouté à la poudre 78 pour 100 de matière inerte qui représentent le poids perdu par la dessiccation. De cette façon chaque gramme de la masse équivaut à 1 gramme de la glande elle-même.

En général la substance de tout l'ovaire a été employée. Seul Mond a préparé deux variétés spéciales, l'une composée uniquement des follicules de Graaf, l'autre de la substance corticale. Ces variétés paraissent dénuées d'une vertu spéciale, aussi bien que l'ovaraden, une poudre d'ovaire préparée par Knoll, selon des méthodes particulières, qui ont le but d'obtenir un produit résistant longtemps à la décomposition.

Ces produits ont été prescrits par beaucoup d'auteurs à la dose de 1 à 5 grammes et davantage, sans occasionner de symptômes secondaires relevant d'un pouvoir toxique. Ils sont également bien supportés par l'estomac.

Pour les rendre moins altérables et plus assimilables, Denaeyer et Maurange ont imaginé de peptoniser les ovaires. Mossé (77) décrit un procédé particulier de peptonisation indiqué par Arnaud.

Quelles que soient la préparation et sa voie d'absorption, les résultats ont été les suivants :

Le résultat immédiat est en général nul. A partir du 3e ou du 4e jour une modification des symptômes commence à se produire. Ce fait, peu important en lui-même, entraîne pourtant la réfutation d'une objection faite à la méthode, à savoir qu'elle agissait par suggestion.

Le cours ultérieur de l'atténuation des accidents se produit de la même façon que les améliorations spontanées que nous avons décrites plus haut. Une opérée, affligée d'un certain nombre d'accès, ne constate pas tout d'abord une diminution de leur retour. Les symptômes concomitants sont les premiers à s'amender. Ce n'est qu'après leur disparition que la fréquence quotidienne fléchit, baisse et dans la plupart des cas devient nulle.

La médication procède d'une façon éclectique. M. Jayle

dit : « Les troubles vaso-moteurs sont particulièrement amendés ; les phénomènes nerveux ne sont pas modifiés sous l'influence de cette médication. Jamais je n'ai eu de succès contre la neurasthénie et les états neurasthéniformes. » Dans un cas que nous avons traité, la malade, atteinte d'une néphroptose droite, continua à se plaindre de l'état d'éréthisme nerveux dû à la mobilité de son rein, seul son affaissement psychique disparut dans la suite du traitement.

L'action curative est d'une constance remarquable. Mainzer, qui nous prévient expressément, qu'aucun cas traité par lui n'a été omis dans son rapport sous un prétexte quelconque, ne mentionne aucun cas où le traitement ait échoué. Dans deux tiers des cas il constate une disparition complète des symptômes pendant le traitement ; le restant des malades a éprouvé une évolution caractéristique des accidents, dont les manifestations sont devenues de faibles échos des tortures d'autrefois.

Jacobs n'a sur un total de 244 femmes que 19 insuccès. Prosper Mossé, sur 41 cas réunis par lui, compte 5 insuccès. Les témoignages autorisés de M. Jayle nous portent à admettre pleinement la réalité de ces faits.

L'âge des opérées et l'espace de temps écoulé depuis l'intervention ne nous ont pas semblé exercer la moindre influence sur l'action de l'ovarine. Jacobs est d'un avis différent. Selon lui, l'action de l'ovarine est d'autant moins efficace que la personne est plus jeune et que l'opération est de date plus ancienne ; mais en revanche, lorsqu'il s'agit d'une femme dont l'âge approche de la quarantaine, l'influence exercée par le traitement ovarien sur les accidents de la ménopause, naturelle ou accidentelle, est des plus évidentes. Avec Dalché nous pensons que ce n'est pas là une règle absolue.

Dans un certain nombre de cas (50 pour 100 d'après la statistique de Jacobs) la guérison des bouffées de chaleur par le traitement ovarien est définitive. Dans d'autres cas, au bout de peu de temps, 8 jours à un mois après la suppression du médicament, nous voyons ces phénomènes reprendre leur marche ascendante, depuis le soupçon de rougeur fugitive survenant une fois par jour jusqu'aux accès complets, rendant par leur véhémence et leur fréquence la vie insupportable aux malades. La plupart du temps les troubles, tout en s'installant à nouveau, n'atteignent plus la violence antérieure.

Quelle sera la durée de la médication et quelles seront les doses quotidiennes ? Ces dernières ont varié selon les auteurs. M. Jayle a cru inutile, en général, de dépasser la dose de 0,125 de poudre, Mossé à donné 5 à 7 grammes, la dose moyenne a été chez la plupart des expérimentateurs de un à deux grammes par jour, renouvelée tous les jours pendant la durée du traitement. La proportion de substance active dans les produits secs et agglomérés du commerce est sujette à des variations considérables selon la marque de fabrique. Il sera nécessaire d'en tenir compte et, commençant par de petites doses, d'augmenter selon l'action absente ou minime du médicament. Une gradation exagérée de la dose ne nous a jamais semblé exercer une influence évidente sur la production plus rapide des effets attendus. Dans quelques cas, où nous avons fait absorber en une fois 6 grammes et

8 grammes de tablettes (marque Chaix et Rémy), nous avons observé régulièrement une augmentation manifeste de l'éréthisme génital. Dans un cas de frigidité antérieure constante, la première satisfaction sexuelle est venue surprendre la malade le lendemain.

Quant à la durée de la médication, elle dépendra des effets obtenus. En moyenne, le résultat paraît atteindre son maximum d'intensité après 20 à 30 jours de traitement.

Pour maintenir les résultats atteints et pour parer au retour des crises, on sera obligé de continuer le traitement pendant un temps plus ou moins long. Mais des doses minimes sont suffisantes pour cette dernière indication. M. Jayle veut qu'on prolonge la médication pendant plusieurs mois, l'ingestion de l'ovarine étant dénuée de tout effet secondaire fâcheux.

Malgré le succès de l'opothérapie ovarienne qui a fait ses preuves dans des cas où tous les autres traitements ont échoué, nous ne négligerons pas de signaler un traitement qui a été couronné de succès entre les mains d'autorités telles que Pozzi et Segond (47). Ce sont les saignées générales, les scarifications du col de l'utérus et l'application de sangsues, dont nous avons à dessein réservé la mention jusqu'ici. A notre avis, elles semblent devoir être exclues du traitement symptomatique. Nous ne pensons pas, avec Martin et Praud, que ces agents thérapeutiques agissent en amendant une pléthore, nous rattachons au contraire leurs effets salutaires à ceux qu'on observe dans l'urémie, dans l'éclampsie, amendées par la soustraction brusque d'une importante quantité de toxines.

De cette façon, le succès des émissions sanguines viendrait corroborer la théorie de la sécrétion ovarienne antitoxique (Charrin) (78).

Pour compléter la série des médications employées, nous devons citer les essais de Pichevin (44), trop peu nombreux pour autoriser une conclusion. Cet auteur s'est servi du liquide testiculaire qui lui a donné, paraît-il, des améliorations très nettes. Un élément identique, la spermine, ayant été retrouvé par Fedoroff (57) dans les deux liquides, ovarique et orchitique, ce fait argue de vraisemblance et mérite de plus amples recherches.

VII. — PRONOSTIC

Le détail du traitement nous dispense de discuter longuement le pronostic des bouffées de chaleur, aussi bien est-ce dans cette intention que nous lui avons ménagé sa place à la suite de celui-ci. Les modifications rapides et énergiques, subies par les poussées congestives sous l'action du traitement, ont transformé le pronostic, qui, autrefois sérieux dans beaucoup de cas, est devenu aujourd'hui bénin presque sans exception. Quant aux complications du côté du système nerveux, qui assombrissent quelquefois le tableau de l'affection, elles aussi rétrocèdent, les vapeurs supprimées, en tant qu'elles s'y rattachent. Du reste, nous avons vu dans le courant du travail, que, même sans l'intervention d'un traitement, l'acuité des crises s'émousse souvent de bonne heure d'elle-même, et dans tous les cas après quelques années.

VIII. — OBSERVATIONS

Observation I

(Due à l'obligeance de M. le Dr Jayle).

Emma Mar., couturière, 46 ans.

Réglée à 11 ans 1/2, durée 8 jours, périodicité régulière, abondantes.

Légères pertes blanches chaque fois avant le début.

Pas de maladies antérieures, un peu « d'anémie » à 25 ans.

Il y a 7 ans, on a remarqué la présence d'un fibrome utérin qui a été traité par l'électricité pendant 6 mois, pour atténuer les douleurs et les pertes, d'une durée de 12 à 15 jours et davantage, se renouvelant fréquemment.

Le 11 avril 1899 hystérectomie abdominale totale par le Pr Pozzi.

Réglée 4 jours avant l'opération.

Quelques mois avant l'opération elle éprouvait de temps en temps des bouffées de chaleur, très courtes et rares, *coïncidant avec les pertes.*

Les premières bouffées de chaleur après l'opération surviennent du 20 au 25 avril, 9 *à* 13 *jours après l'intervention et* 3 *semaines à peine après les dernières règles.*

Dès le début, elles sont très fortes : l'aura part de l'estomac, une rougeur et chaleur intolérables s'élèvent de là vers la tête, puis des sueurs copieuses terminent l'accès. Les vapeurs sont quotidiennes, elles ont été les premiers jours au nombre de 3 à 4 par jour ; actuellement (mai 1899) la malade en subit 6 à 8 par jour, 2 à 3 dans la nuit, accompagnées de cauchemars.

Le traitement ovarien n'a pas encore été appliqué.

Observation II

(Due à l'obligeance de M. le Dr Jayle).

Thom., 34 ans. Malade depuis 4 ans : fibrome utérin, kystes ovariques.

Premières règles à 13 ans. Dernières règles le 15 avril.

Opérée le 25 avril par M. le Pr Pozzi. Il subsiste une parcelle de l'ovaire gauche. Hystérectomie abdominale totale.

La malade qui n'a jamais ressenti auparavant de bouffées de chaleur, éprouve les premières le 6 mai, 11 *jours après l'opération*, 3 *semaines après les dernières règles*. Les accès sont faibles, du reste, les sueurs manquent souvent.

Le traitement ovarien n'a pas encore été appliqué.

Observation III

Jeanne Beurt., couturière, 23 ans. Parents bien portants.

Une sœur, âgée de 30 ans, mariée, deux enfants bien portants.

Réglée à 15 ans, avec, pendant le première année, des retards de 1 à 3 mois. A partir de 16 ans 1/2 des retards, 5 à 6 fois par an, de 3 à 5 semaines. Durée des règles 2 jours, copieuses.

Mariée depuis 2 ans, pas d'enfants. La menstruation n'a pas changé depuis le mariage.

État actuel. — 17 juin 1898. — État général excellent. Pas de décoloration des muqueuses. Les bruits du cœur, des artères normaux. Pas de troubles digestifs, ni nerveux, excepté l'absence de satisfaction par les rapports conjugaux.

Examen local. — Utérus mobile, à dimensions très exiguës. Hystérométrie 4 centimètres. Annexes normales.

La malade n'a jamais éprouvé de bouffées de chaleur, même faibles.

Observation IV

Joséphine Gir., femme de ménage, 47 ans. Montreuil.

Réglée à 12 ans, régulièrement dès le début ; durée 4 jours, copieuses.

Une fausse couche à 19 ans, pas de grossesses depuis.

A partir de 1894 retard des règles pendant 2 ans de 2 à 3 mois, une fois 4 mois. Avril 1896 les dernières règles.

La malade a éprouvé, *environ 6 mois après*, les premières chaleurs, bien caractérisées dès le début, environ 3 à 4 par jour.

Etat actuel. — 27 mars 1899. — Environ 8 bouffées de chaleurs, très intenses, le jour, suivies de sueurs profuses, la nuit davantage encore. La malade en est très affligée, elle ressent une faiblesse continue, son appétit a diminué, sa mémoire est affectée ; elle pleure facilement. Tous ces phénomènes n'existaient pas avant l'augmentation des chaleurs. Urines normales.

Traitement : Pendant 19 jours 5 tablettes d'ovarine à 0,25 par jour. Après 3 jours les bouffées de chaleur sont moins intenses, leur nombre est le même. Après 15 jours il existe encore 2 à 3 congestions très légères le jour, autant la nuit, non accompagnées de sueurs. Le moral est excellent. Un mois après la cessation du traitement le nombre des bouffées de chaleur est de 5 par jour, elles sont plus fortes que pendant le traitement. La nuit le double.

Observation V

Augustine Ch., femme d'employé de l'octroi, 40 ans.

Réglée à 11 ans, régulièrement, durée 8 jours, abondantes.

Mariée à 18 ans, 4 grossesses à terme, la dernière terminée à 7 mois, sans cause indiquée.

4 février 1899. — Depuis 18 mois environ, bouffées de chaleur, au début 3 à 6 par jour, pendant un an environ, puis plus intenses; actuellement il y en a une dizaine tous les 24 heures, pendant lesquelles la malade devient pourpre, transpire abondamment et éprouve les sensations d'étouffement. *Les règles sont conservées, régulières et aussi abondantes qu'autrefois.* Depuis quelques mois abattement, peur de maladies, idées noires.

Traitement. — Après absorption de 100 tablettes d'ovarine en 20 jours, disparition complète des bouffées de chaleur, qui restent absentes pendant près de 3 semaines, puis augmentent, sans avoir atteint 3 mois après leur ancienne intensité.

Observation VI

Mathilde Mc., couturière, 30 ans. Réglée à 10 ans 1/2, régulièrement.

Mère épileptique, un frère de même.

La malade a eu la rougeole, depuis quelques années elle a le rein droit mobile.

Opérée en mai 1895 pour kyste de l'ovaire droit et salpingite gauche. Hystérectomie totale par les voies naturelles. Pas de bouffées de chaleur antérieures à l'opération.

4 jours après l'opération, bouffées de chaleur violentes, revenant toutes les demi-heures, durant 10 minutes, faisant beaucoup souffrir la malade. Cauchemars presque toutes les nuits.

4 juin 1897. Les bouffées de chaleur ont continué depuis leur début à se faire ressentir de la même façon, sans interruption.

Traitement. — Injection d'une seringue de Pravaz d'un liquide préparé selon les préceptes de d'Arsonval avec des ovaires de génisse, enlevés une heure avant aux abattoirs de La Villette.

Le lendemain injection de deux seringues. A part une douleur au bras, à l'endroit de la piqûre, le résultat a été nul.

2 jours après, injection de 6 centimètres cubes. Résultat nul. Ce n'est que le 8me jour que la malade accuse un léger soulage-

ment, qui augmente graduellement pendant une huitaine de jours. Puis, amélioration rapide, éloignement des accès, qui n'apparaissent plus que 2 à 3 fois dans les 24 heures, sans sueurs.

Le traitement, à raison de 4 centimètres cubes de liquide tous les 2 jours est continué pendant un mois. A ce moment, la malade quitte l'Hôpital, n'ayant plus eu d'accès depuis 5 jours.

La malade est revue un an après. L'amélioration n'a subsisté que 2 mois ; depuis elle souffre d'accès presque subintrants, comme au début de l'affection.

Traitement par l'ovarine ingérée. La malade prend 5 tablettes par jour. Après 15 jours de traitement elle n'a plus que des bouffées de chaleur très légères et très rares, pas même une tous les jours. Elle continue à prendre 2 tablettes par jour pendant 5 mois, sans interruption, l'état reste tout aussi satisfaisant. Puis, la suppression du traitement pendant 6 semaines ramène le retour un peu atténué des anciens accès. Le traitement est repris à la dose de 3 tablettes, qui amendent rapidement tous les phénomènes.

Observation VII

Flavie Jourd., femme de ménage, 45 ans.

Réglée à 16 ans, régulièrement. Mariée à 28 ans. 3 enfants bien portants.

Elle a éprouvé les premières bouffées de chaleur en 1896, non accompagnées généralement de sueurs, et ne revenant pas tous les jours. Depuis 6 mois environ les bouffées de chaleur ont augmenté d'intensité ; elles apparaissent tous les jours 3 à 6 fois, avec leurs trois phases ; le repos absolu les diminue, pendant le sommeil elles sont très rares.

Elle est encore réglée actuellement — 12 *août* 1899 — mais un peu irrégulièrement, soit avec un retard d'une quinzaine de jours, ou une avance de 8 jours. Cet état dure depuis un an environ. État local absolument normal.

Traitement. — Elle a pris 2 fois par semaine 15 tablettes par jour. Les bouffées de chaleur ne sont pas diminuées après la première semaine, par contre la malade a ressenti, après l'absorption des 15 tablettes, à chaque reprise une poussée de libido qui lui était jusqu'alors totalement inconnue. Continuation du traitement par 5 tablettes par jour, prises pendant 2 mois 1/2. Les bouffées de chaleur ne s'affaiblissent nettement qu'après 8 jours environ. Pendant l'absorption de l'ovarine les règles apparaissent 3 fois, à un intervalle de trois semaines et semblent plus abondantes à la malade. Disparition absolue des bouffées 3 semaines après le début du traitement.

Revue le 15 janvier 1900. Retard des règles de 4 semaines. Les bouffées de chaleur n'ont pas reparu.

Observation VIII

Marguerite Len., 52 ans. Pas d'enfants, ni fausses couches.

Réglée à 10 ans, régulièrement, 2 à 3 jours. Ne voit plus depuis 4 mois. L'année dernière également période d'aménorrhée pendant 4 mois, suivie de règles normales pendant le reste de l'année.

N'a jamais éprouvé de bouffées de chaleur. — État local normal.

Observation IX

Jeanne Gotth., confectionneuse, 36 ans.

Réglée à 11 ans 1/2, très régulièrement, 3 à 4 jours.

8 grossesses, la première à 16 ans 1/2, la dernière à 34 ans. N'a jamais été malade.

Dernières règles le 12 septembre 1898.

Les premières chaleurs ont fait leur apparition fin février 1899. La malade, très intelligente, est sûre de ne pas avoir éprouvé de bouffées de chaleur pendant les premiers mois de son aménorrhée.

Dès le début ces bouffées ont été au nombre de 4 par jour

environ, précédées d'une aura, suivies de sueurs. Actuellement — *juin* 1899 — elles sont plutôt moins prononcées qu'au début, les sueurs font quelquefois défaut. Du reste leur intensité varie d'un jour à l'autre, sans cause apparente.

Traitement. — Absorption de 5 tablettes d'ovarine par jour. Pendant 2 jours aucun succès, au contraire, la série des crises fortes a paru plutôt accentuée à la malade. Puis, diminution très rapide, 2 petites congestions pendant la deuxième semaine : ce sont les dernières.

Le traitement est continué pendant 4 semaines. La malade ne s'est pas représentée ultérieurement.

Observation X

Veuve Gru., 48 ans, rue de Lagny.

Réglée à 11 ans, régulièrement. *Opérée il y a* 5 *ans* pour une maladie dont elle a oublié le nom, par le Pr Reclus, à la Pitié. Extirpation des 2 ovaires, des trompes, par laparotomie. La matrice est restée en place.

Les règles n'ont pas reparu depuis l'opération. Les premières bouffées de chaleur sont survenues *depuis 4 mois à peu près*, typiques, d'une fréquence de 3 à 5 par jour, quotidiennes. Se refuse à suivre un traitement, de peur que le mal « ne tombe sur les yeux ».

Observation XI

Alice Ar., 65 ans, rentière.

Réglée à 12 ans 1/2, régulièrement. Deux grossesses normales. Ménopause brusque à 51 ans ; *quatre ans après* début de bouffées de chaleurs d'abord très fugitives et faibles, au nombre de 2 à 3 par jour ; actuellement — janvier 1900 — un peu plus fortes, accompagnées quelquefois de sueurs légères. Leur fréquence actuelle est de 3 à 4 par jour, la description qu'en fait la malade est typique. Elle s'est refusée à prendre un médicament contre ces bouffées.

IX. — CONCLUSIONS

I. — L'ovaire possède une sécrétion particulière dont le but est de neutraliser les toxines vasomotrices.

II. — La maladie, connue sous le nom de bouffées de chaleur, est produite exclusivement par l'absence ou la diminution notable de cette sécrétion.

III. — Les bouffées de chaleur débutent le plus fréquemment de quinze jours à trois semaines après les règles qui ont précédé l'opération de la castration ovarienne et durent en moyenne de cinq à dix ans.

IV. — La maladie se compose d'accès qui, à l'apogée de celle-ci, se renouvellent environ 6 à 8 fois par jour et la plupart du temps aussi souvent la nuit.

V. — L'accès lui-même se décompose en un prélude (l'aura), les bouffées elles-mêmes, qui sont une congestion des réseaux capillaires sous-cutanés, principalement de la face, et les sueurs. La durée totale de l'accès est de cinq à dix minutes.

VI. — L'importance des bouffées de chaleur, souvent sérieuse, quelquefois grave, oblige le chirurgien à en tenir compte dans la balance des indications et des contre-indications de l'opération de la castration.

VII. — Le traitement des bouffées de chaleur sera exclusivement spécifique : l'opothérapie ovarienne seule sera employée.

VIII. — Sous l'influence de cette médication on observe, dans plus de la moitié des cas, une guérison définitive, dans les autres cas une amélioration considérable. Les insuccès sont très rares.

X. — BIBLIOGRAPHIE

1. G. Willers. — *Thèse*, Fribourg (Bade), 1887.
2. Spencer Wells. — *Congrès Français de Chirurgie*, Paris, 1891.
3. Doléris. — *Congrès Français de Chirurgie*, 1891.
4. Lissac. — Traitement des troubles consécutifs à la castration chez la femme. *Thèse*, Paris, 1896.
5. Winscheid. — Die nervösen Störungen des Klimakteriums. *Centralblatt für Gynaekologie*, 1896, n° 22.
6. Lawson Tait. — *Congrès Français de Chirurgie*, Paris, 1891.
7. Puech. — Des ovaires. 1873.
8. Martin. — Des accidents réflexes consécutifs aux opérations pratiquées sur l'utérus et l'ovaire. *Thèse*, Paris, 1888.
9. Lutaud. *Congrès Français de Chirurgie*, Paris, 1891.
10. Le Bec. — Résultats éloignés de l'ablation des annexes de l'utérus. Revue générale, 1882. *Archives générales de médecine*.
11. J. Jacobs. — *Journal d'accouchement de Liège*, 1897. — *Bullet. de l'acad. de médecine*, 3 mars 1896, p. 196. — *Policlinique*, 1896. p. 841.
12. Bailly. — Physiologie et traitement de la castration chez la femme. *Thèse*, Paris, 1871.
13. Martin. — Résultats éloignés de l'ablation des annexes utérines. *Thèse*, Paris, 1893.

14. WIEDOW. — *Congrès de Copenhague*, 1884.
15. E. MALINS. — *British. med. J.*, 16 juin 1894.
16. ROBSON. — *Société médico-chirurgicale de Leeds*, 6 novembre 1885.
17. PASCAL. — La ménopause prématurée par la castration ovarienne. *Thèse*, Bordeaux, 1887.
18. PÉAN. — *Gazette médicale de Paris*, 1880. — Leçons de clin. chirurg., t. VI, p. 218, 1888.
19. BOUILLY. — *Congrès de Berlin*, 1891.
20. ROUTIER. — *Congrès de Berlin*, 1891.
21. PROCHOWNIK. — *Archiv für Gynaekologie*, 1886, p. 189.
22. BARIÉ. — Étude sur la ménopause. *Thèse*, Paris, 1877,
23. GOULLIOUD. — *Société des sciences médicales de Lyon*, 1893.
24. RICHELOT. — *Congrès Français de Chirurgie*. Paris, 1891.
25. HEGAR. — Die Castration der Frauen. In *Volkmanns Klin. Vorträge. Gynaekol.*, 42, 1878. — Operative Gynaekologie. 3me édition, 1886.
26. SCHMALFUSS. — *Archiv für Gynaekologie*, 1885, p. 5.
27. GLAEVECKE. — Körperliche u. geistige Veränderungen im weibl. Körper nach künstlichem Verlust der Ovarien. *Archiv für Gynaekologie*, 1889.
28. BRODNITZ. — Die Wirkung der Castration auf den weiblichen Organismus. *Thèse*, Strasbourg, 1890.
29. PINESSE. — Résultats éloignés de l'ablation bilatérale des annexes. *Thèse*, Paris, 1894.
30. CANC. — Résultats thérapeutiques de la castration. *Thèse*, Paris, 1896.
31. MAINZER. — *Deutsche medicin. Wochenschrift*, 1896, nos 12 et 25.
32. MOND. — *Münchener medicin. Wochenschrift*, 1896, n° 14.
33. MURET. — De l'organothérapie par l'ovaire. *Revue médicale de la Suisse romande*, 1896, n° 7.
34. LANDAU. — *Deutsche medic. Wochenschrift*, 1895, n° 12.
35. DALCHÉ. — *Bulletin général de thérapeutique*, 1898.
36. GILBERT. — L'œuvre médico-chirurgical. L'opothérapie, 1898.

37. Thiercelin. — Contribution à l'étude de l'opothérapie ovarienne. *Thèse*, Paris, 1898.
38. Le Breton. — Opothérapie ovarienne. Rôle du corps jaune. *Thèse*, Paris 1899.
39. Gomès. — De l'opothérapie ovarienne. Contribution à l'étude physiologique et thérapeutique de l'ovarine. *Thèse*, Paris, 1897.
40. P. Mossé. — L'opothérapie ovarienne. *Gazette des Hôpitaux*, 7 octobre 1899.
41. Jayle. — Opothérapie ovarienne contre les troubles consécutifs à la castration chez la femme. *Presse médicale*, 9 mai 1896.— Opothérapie ovarienne, *Presse médicale*, 29 août 1896. — Castration ovarienne, *Revue de gynécologie*, 1897, p. 408. — Opothérapie ovarienne contre les troubles attribués à une hypofonction de la glande ovarienne, *Presse médicale*, 17 mars 1900.
42. Labadie-Lagrave et Legueu. Traité médico-chirurgical de gynécologie, 1898.
43. Praud. — Troubles névropathiques consécutifs à l'ablation de l'utérus et des annexes. *Thèse*, Paris, 1896.
44. Pichevin. — Des abus de la castration chez la femme. *Thèse*, Paris, 1889. — Organothérapie et sérothérapie contre les troubles, etc. *Semaine gynécologique*, 19 mai 1896.
45 Pozzi. — Traité de gynécologie, 1890, p. 589 et suiv.
46. Chavin. — Traitement des salpingo-ovarites par la laparotomie. Résultats éloignés. *Thèse*, Paris, 1896.
47. Segond. — *Gazette des Hôpitaux*, 1888, p. 671.
48. Terrier. — *Revue de chirurgie*, 1885, p. 353. — T. et Hartmann. *Annales de gynécologie et d'obstétrique*, mai 1893.
49. Liégeois. — Physiologie appliquée à la médecine et à la chirurgie, 1889.
50. Grammatikati. — *Wratch*, 1892, n° 1.
51. Chrobak. — *Centralblatt für Gynaekologie*, n° 20, 1896. — *Centralb. f. Gynaekol.*, 1898.
52. Weiss. — *Wiener med. Presse*, juin 1890.
53. Denis. — *Thèse*, Montpellier, 1889.
54. Vené. — *Thèse*, Paris, 1891.

55. Vené. — A. Mathieu. — Un cas de goitre exophtalmique consécutif à l'ablation des ovaires, *Gazette des Hôpitaux*, 1890, p. 643.
56. Max Nordau. — De la castration de la femme, *Thèse*, Paris, 1882.
57. S. Fedoroff. — *Wratch*, 1897, p. 793.
58. Combe. — *Revue médicale de la Suisse romande*, 1896, n° 7.
59. Prenant. — *Revue générale des sciences*, 30 août 1898.
60. Mathias Duval. — In *Thèse* de Le Breton (38).
61. Curatolo et Tarulli. — Influence de la castration ovarienne sur les échanges nutritifs. *Centralblatt für Gynaekologie*, 29 mai 1895.
62. Pichevin. — *Semaine gynécologique*, 19 mai 1896.
63. Knauer. — *Centralblatt für Gynaekologie*, 1896, n° 20. — Ibid. 1898, n° 8.
64. Grigoriew. — *Thèse*, Saint-Pétersbourg, 1897, et *Wratch*, 1897, p. 656.
65. Moriss. — *New-York Medic. Rec.*, 1895.
66. Glass. — In *Médecine moderne*, 31 mai 1899.
67. Régis. — *Journal de Médecine de Bordeaux*, 1893, n° 37.
68. Senator. — *Berliner Klin. Wochenschrift*, 1897.
69. Bernstein. — *Münchener medic. Wochenschrift*, 1897.
70. Saalfeld. — *Berliner Klin. Wochenschrift*, 1898.
71. Seligmann. — *Algemeine medic. Centralzeitung*, 1897.
72. Fideli. — *Riforma medic.*, 1896.
73. J. Jacobs. — *VIe Congrès de la Soc. belge de chirurgie*, Gand, 1898.
74. Touvenaint. — *Revue internationale de médecine et de chirurgie*, 10 octobre 1896. Organothérapie par l'ovaire.
75. Maurange. — *Bulletin de thérapeutique*, 1897.
76. Gomès. — Action physiologique et thérapeutique de l'ovaire. *Thèse*, Paris, 1898.
77. P. Mossé. — État actuel de l'opothérapie ovarienne. *Thèse*, Toulouse, 1899.
78. Charrin. — *Gazette hebdomadaire*, janvier 1896.

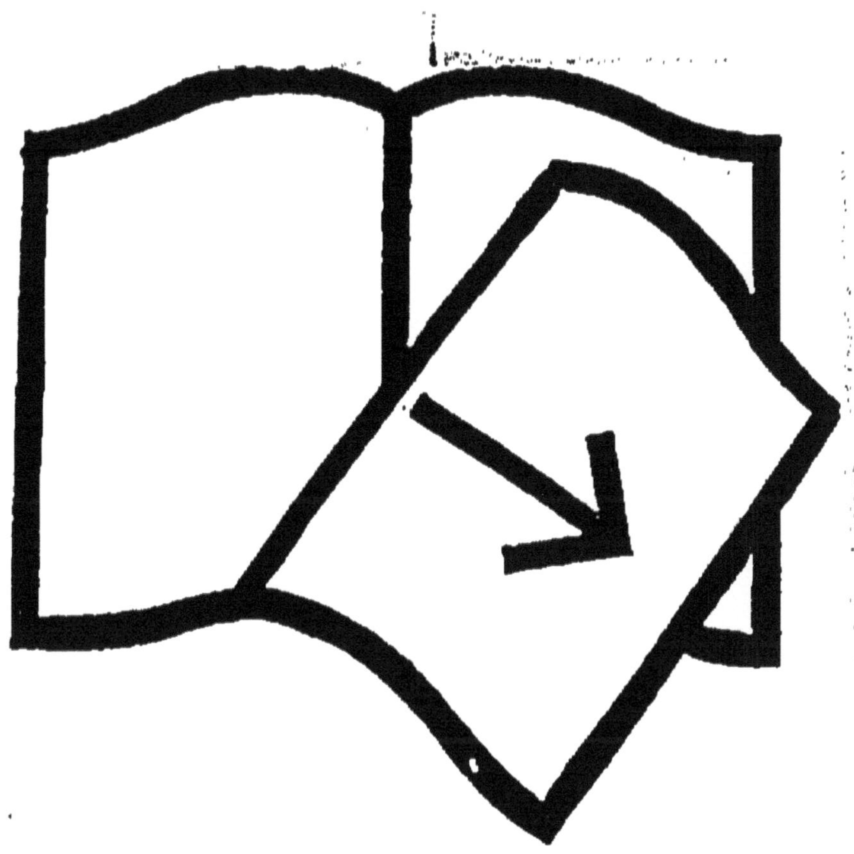

Documents manquants (pages, cahiers...)

NF Z 43-120-13

www.ingramcontent.com/pod-product-compliance
Ingram Content Group UK Ltd.
Pitfield, Milton Keynes, MK11 3LW, UK
UKHW020209200726
13856UKWH00004B/1267

9 782013 583138